VÉSICATOIRE DANS LA VESSIE;

Par le Dr MOREL-LAVALLÉE ,

Ex-interne lauréat des hôpitaux de Paris.

Quand je recueillis , dit M. Morel, ma première observation en 1837, et même quand je présentai au concours, pour la médaille d'or des hôpitaux (sept. 1841), presque toutes celles qui forment la base de ce travail, je ne pus trouver dans les auteurs aucun vestige de la lésion que je crois avoir découverte; depuis lors il n'est pas venu non plus à ma connaissance que d'autres observateurs l'aient rencontrée. J'ai le projet d'ailleurs de compléter cette ébauche, si l'Académie veut bien ne pas la juger indigne de ses encouragements.

Quatre observations , toutes personnelles à M. Morel-Lavallée, forment la base de ce travail. La première faite par l'auteur sur lui-même en 1837, est remarquable en ce que l'urine rendue goutte à goutte brûlait l'urèthre, comme si c'eût été des globules de plomb fondu. La physionomie de cette cystite particulière y est très bien rendue. Enfin, le peloton de fausses membranes qui fut douloureusement pissé mit l'auteur sur la voie de l'affection nouvelle qu'il vient de faire connaître.

Le second cas est celui d'un jeune homme de 18 ans, qui était entré à la Pitié pour une kératite, et d'ailleurs parfaitement bien portant. Ce que ce malade offre de curieux, c'est la susceptibilité de la vessie, qui sécrétait des fausses membranes sous l'influence de petits vésicatoires volants appliqués au front. Ce jeune homme souffrait si peu de cet accident qu'il fut pour M. Morel un véritable sujet d'expérimentation clinique. Camphrés ou non, les vésicatoires agissaient également sur la vessie, mais pas toujours, mais capricieusement : aujourd'hui un vésicatoire camphré déterminait des fausses membranes, demain les cantharides sans camphre n'avaient aucun effet sur le réservoir urinaire, et réciproquement. Ce cas fixa vivement l'attention de MM. les docteurs Spencer, Lewis et des autres médecins américains qui suivaient alors les conférences cliniques de M. Morel.

Nous n'insistons pas sur ces deux premières observations dont les points importants se retrouveront dans la description générale.

Obs. 3. — C'était le 28 octobre 1840, à la Pitié, salle Saint-Gabriel, n° 1. Ledoux, charpentier, etc... On lui avait appliqué un vésicatoire camphré sur un abcès par congestion de la fosse iliaque gauche. Après huit à neuf heures, mêmes symptômes que ceux qui viennent d'être exposés, mais avec un peu moins d'intensité, et dont le malade rend assez mal compte : il indique la région vésicale et le gland comme les points qui ont été le siége de sa souffrance ; il a eu des épreintes,etc. ; renseignements qui sont complétés par un infirmier intelligent. Cette double circonstance, le peu de violence de l'accident et la manière vague dont il le raconte, tient sans doute à l'état typhoïde qui s'était développé sous l'influence d'une résorption purulente. Quoi qu'il en soit, une heure environ après le début de cette crise, il sortit par l'urèthre des rouleaux de fausses membranes assez considérables pour former par leur réunion une masse du volume d'un œuf. L'expulsion en fut si laborieuse que l'infirmier appelé par les plaintes du patient fut obligé de terminer avec la main cette sorte d'accouchement. Il y avait en outre un lambeau pseudo-membraneux, épais de plus d'un millimètre et large comme une moitié de carte à jouer. Je détachai du vésicatoire un fragment de la couenne sous-épidermique pour l'examiner comparativement avec la fausse membrane vésicale. M. Astaix, aujourd'hui professeur à l'École de médecine de Limoges et alors interne en pharmacie à la Pitié et déjà chimiste habile, voulut bien m'aider dans cette étude. Au scalpel comme au microscope, ces deux productions se ressemblaient à s'y méprendre : même aspect mat sur une face, rose et moins lisse sur l'autre; même élasticité, même texture filandreuse. Elles se sont aussi identiquement comportées dans l'alcool et dans l'eau, raccornies dans l'un, ramollies et tombées en putrilage dans l'autre, etc. Elles n'offraient qu'un seul caractère distinctif, l'impression des papilles dermiques sur la face rose de la couenne du vésicatoire, impression que rien ne rappelait sur la fausse membrane vésicale. Pas de trace de sang ni de cantharides dans les urines. Toute la clinique fut témoin de ce fait qui prêta à diverses interprétations dont aucune n'était juste, heureusement pour ce que je regardais comme ma découverte. Ce cas me frappa par la taille et l'épaisseur des fausses membranes qui étaient telles que je n'en ai jamais vu de plus fortes à la surface d'un vésicatoire.

Obs. 4. — Le 8 avril 1843, M. Louis Couture, rue du Faubourg-Saint-Antoine, n° 3, avait une pleuro-dynie contre laquelle une application de ventouses scarifiées avait échoué. Je prescrivis alors un large vé-sicatoire camphré sur l'endroit douloureux, l'hypo-chondre gauche. Il fut posé à neuf heures du soir ; à minuit de légères épreintes vers le périnée et une dou-leur au gland, une sorte de chaleur brûlante, appelè-rent l'attention de M. Couture. Versé dans les sciences exactes et excellent observateur, il suivit en vrai mé-decin l'accident qu'il éprouvait. Il nota qu'entre ses deux extrémités l'urèthre était insensible même à la pression, et que la région vésicale explorée par l'hypo-gastre l'était également. A une heure et demie, il rend deux ou trois gouttes d'urine ; à cette émission suc-cède un bien-être complet, mais si court que la durée en est à peine appréciable. Sollicité par des envies réelles d'uriner et par le soulagement momentané que cette évacuation procure, le malade la favorise et la provoque en se refroidissant le gland contre le vase de nuit. Ces excrétions se rapprochent, et, au plus fort de la crise, quelques gouttes d'urine sont ainsi ren-dues toutes les demi-heures ; vers trois heures les excrétions deviennent moins fréquentes et plus abon-dantes, 7 à 8 gouttes, une cuillerée à chaque fois. A quatre heures, M. Couture trouve sept ou huit lam-beaux de fausses membranes rougeâtres dans ses uri-nes ; il remarque en même temps qu'il s'est formé au fond du vase un dépôt blanc, tremblotant comme de la gelée. Les douleurs, toujours avec les mêmes carac-tères, c'est-à-dire à peu près bornées au gland où elles se faisaient sentir même dans l'intervalle de la miction, sont restées très vives jusqu'à six heures du matin ;

quelques gouttes de sang sont rendues de huit à onze. Les douleurs ne se réveillaient qne lorsque le liquide traversait l'urèthre.—A cinq et six heures du soir tout était fini. Il y avait eu encore un peu d'augmentation de la fièvre et de l'agitation. La crise avait duré, avec violence, six heures,en totalité douze. Je vis le malade le lendemain matin, à huit heures; je constatai dans son urine le dépôt dont il vient d'être question; de plus, en jetant dans l'urine claire un peu d'alcool, il s'y faisait un abondant précipité blanc; la chaleur produisait le même résultat.

Parmi les lambeaux membraneux conservés il y en avait un, le plus considérable, large et épais comme une pièce de deux francs, rougeâtre, à stries sanguinolentes sur une de ses faces, à bords frangés, mollasse.

Ce qui ressort de cette observation, c'est la douleur bornée au gland, et le soulagement après l'évacuation de l'urine, comme si son contact sur la vessie était la cause de la souffrance. Ce qu'il faut encore noter, ce sont l'état albumineux des urines, le dépôt qui s'y est formé spontanément, l'absence d'odeur de cantharides, l'inutilité du camphre. —Il y a des fausses membranes à la surface du viscère comme sur celle de la peau, et le vésicatoire cutané et le vésicatoire vésical, versant également de l'albumine, se ressemblaient jusque dans la sérosité.

DESCRIPTION GÉNÉRALE.

Causes. — Quoique le plus souvent les cantharides appliquées à la peau n'aient aucune influence sur la vessie, il est donc des cas où elles y exercent leur action absolument comme si l'on eût posé un vésicatoire à la surface interne de ce viscère. D'où vient cette différence? Généralement individuelle, elle n'est parfois que momentanée; il arrive, même à des époques très

rapprochées, que ce retentissement, après s'être ma-
nifesté, ne reparaît plus, pour se remontrer encore.
Nous avons vu un remarquable exemple de ces varia-
tions. Quand on connaîtra un préservatif, parce qu'il
aurait été jusqu'ici impunément négligé ce ne serait
donc pas une raison de le négliger toujours. Sans pré-
tendre aller au fond des choses et en ne les prenant
que du côté saisissable, l'inconstance des phénomènes
ne nous semble laisser de choix qu'entre deux interprétations : les degrés divers de la susceptibilité de la
muqueuse vésicale ou ceux de la puissance de l'absorption cutanée. La première hypothèse, aussi spécieuse
que commode, s'appuie sur l'analogie; il est en effet
une autre substance qui, appliquée à la peau, va aussi,
sans laisser de trace de son passage, déterminer une
lésion éloignée, et montre sous ce rapport le même
caprice que les cantharides, c'est-à-dire que tantôt
l'accident se déclare d'emblée, tantôt plus tard, tantôt
jamais. Cette substance, il est inutile de la nommer,
c'est le mercure, et l'organe qu'elle atteint comme
par contre-coup, la membrane buccale. La cystite cantharidienne et la stomatite mercurielle ont
ainsi quelque ressemblance dans leur étiologie, dans
leur mode de production; mais elle est incomplète et
plus apparente que réelle. D'abord le vif argent, sans
attaquer la peau, porte sur la muqueuse de la bouche
son action exclusive et peut-être purement vitale ;
c'est ainsi que certaines matières, introduites par une
voie quelconque dans l'économie, enflamment le tégument externe, que les moules causent des érysi-
pèles, etc. (1). On conçoit qu'à un agent de cette na-

---

(1) Nous connaissons une dame à qui il suffit de manger
quelques fraises pour avoir immédiatement une urticaire
des mieux caractérisées. L'effet est plus prompt que celui de
la belladone sur la pupille. Cette expérience clinique a été
plusieurs fois répétée sous nos yeux.

ture la résistance varie suivant les sujets, ou encore
suivant la condition actuelle de l'organisme; qu'aujourd'hui les frictions mercurielles restent sans effet
et que demain elles occasionent la salivation. Mais
peut-on faire rentrer dans cet ordre de lésions celle
que nous étudions? L'altération que produisent les
cantharides sur la vessie n'est-elle pas trop identique
à celle que leur contact imprime à la peau, pour croire
que le mécanisme en soit différent, qu'elle ne soit pas
aussi un effet de contact? Cependant, ne seraient-ce pas
là des phénomènes de la même nature, si le mercure
était éliminé par les glandes salivaires et la muqueuse
de la bouche, et le principe toxique des moules, etc.,
par les téguments? C'est ce que nous nous proposons
de vérifier par une analyse rigoureuse de la salive et
du mucus buccal dans la stomatite mercurielle. —
N'est-il pas remarquable que la substance vénéneuse
traverse, sans laisser de trace de son passage, tout l'intervalle qui sépare son point d'application de l'organe
où elle porte son action; que les cantharides, par
exemple, parcourent d'une manière inoffensive les
vaisseaux, le rein et les urétères eux-mêmes pour venir s'attaquer à la vessie? La raison de cette préférence serait-elle dans la rapidité de la circulation, qui
ne laisserait pas au poison le temps d'agir sur les surfaces qu'il ne fait que toucher en passant, circonstance
de vitesse qui se retrouve en partie encore dans le
rein et dans l'urétère, tandis qu'à la vessie un contact
prolongé offrirait des conditions plus favorables à l'effet toxique? Ces considérations, applicables peut-être
à la vessie, ne le seraient plus aux glandes salivaires
ni à la peau. Il faudrait alors admettre une influence
spéciale de la substance sur l'organe qu'elle affecte.
Mais bornons là ces réflexions, dont nous essaierons
plus tard de poursuivre l'objet. On sait avec quelle
facilité les reins éliminent du sang les éléments nuisibles que l'absorption y avait mêlés. D'ailleurs

M. Poumet n'a-t-il pas retrouvé dans les urines les cantharides introduites dans l'estomac des chiens qu'il empoisonnait? N'est-il pas très probable que si j'avais songé à me servir du microscope, j'aurais également découvert la poudre épispastique dans le même liquide? C'est un oubli qui ne m'échappera plus. Quoi qu'il en soit, la grandeur du vésicatoire paraît avoir une influence considérable sur la production des accidents vésicaux. Dans tous les cas où ils ont été les plus marqués, le topique était très large, quelquefois monstrueux. Ce n'est même généralement que dans cette circonstance que je les ai vus se développer. Philibert offre à cet égard la seule exception que j'aie rencontrée; encore, si ce fait prouve qu'un vésicatoire extrêmement petit peut provoquer la formation de fausses membranes dans la vessie, il ne dit point que le degré d'énergie de ce travail soit indépendant de la taille du topique. Quand l'expérience n'établirait pas le contraire, le raisonnement en donnerait une forte présomption; n'est-il pas naturel que les effets répondent à la dose?

Une pratique qui semble très simple au premier abord, et inexplicable après réflexion, est celle qui consiste à ne mêler le camphre aux cantharides que lorsqu'on les applique au voisinage de la vessie; comme si l'action de cette poudre sur le réservoir urinaire était une sorte d'influence à distance d'autant plus énergique que les deux points sympathiques seraient plus rapprochés! L'observation clinique a fait justice de cette conduite moins scientifique que routinière. Il est remarquable même, et c'est là sans doute un effet du hasard, que, de tous les vésicatoires qui ont agi sur la vessie, un seul avait été posé aux environs de cet organe, à l'hypogastre; les autres l'avaient été le plus loin possible, à la poitrine et à la tête. De quelque manière que le phénomène s'accomplisse, l'absorption de la poudre qui le produit en est toujours le prélude indispensable ; introduite dans le torrent circulatoire par les veines et les lymphatiques cutanés, la substance n'arrive à la vessie qu'après avoir passé par le cœur. Dès lors le chemin qu'elle devra parcourir sera d'autant plus court, son trajet d'autant plus prompt, qu'elle aura été déposée plus près, non pas de la vessie, mais du cœur. Cette différence, cliniquement nulle parce qu'elle est inappréciable, est physiologiquement nécessaire.

Jusqu'ici je n'ai point rencontré la cystite cantharidienne chez la femme ; c'est là sans doute une exception toute fortuite. Mais une différence qui tient réellement à l'organisation du sexe, c'est que chez la femme les fausses membranes pourraient échapper bien plus aisément à l'observateur. Nous avons déjà vu chez l'homme un cas où leur mollesse et leur petit volume leur avaient permis de traverser l'urèthre pour ainsi dire *incognito*, sans qu'aucune sensation particulière vînt donner l'éveil, et ce n'est qu'en reprenant son vase de nuit que le malade a été surpris de les y trouver. On conçoit que la femme, dont le canal excréteur de l'urine est si large et si court, devra les rendre bien plus souvent sans s'en apercevoir. On prévoit les précautions à prendre pour les recueillir chez les animaux.

Caractères anatomiques.— Les caractères anatomiques de cette affection consistent dans l'état de la vessie et dans les produits que sécrète sa surface enflammée. Les fausses membranes, dont la grandeur varie de celle d'une pièce de 50 centimes à celle d'une moitié de carte à jouer, et l'épaisseur de 1 à 2 millimètres, ont les bords irréguliers et frangés. Les petits lambeaux sortent en pelotons, quelquefois en rouleaux. Les premiers sont d'un rose grisâtre, muqueux, d'un aspect à peu près semblable sur leur deux faces parsemées de stries de sang, mous, peu résistants et d'une texture à peine fibreuse, se réduisant et se durcissant dans l'alcool. Les seconds, les plus considérables, sont blanc mat d'un côté et roses de l'autre, fermes, élastiques, résistants, et d'une trame composée de faisceaux blanchâtres entrecroisés et présentant le même aspect d'organisation que la couenne d'un caillot sanguin.

Quant à l'albumine qui se dépose par le refroidissement au fond du vase sous la forme d'une gelée tremblotante, ou qui se précipite par la chaleur, nous ne l'avons observée qu'une fois; ce qui vient peut-être de ce que dans les autres cas l'urine n'avait pas été convenablement examinée sous ce rapport. Il peut arriver sans doute que l'albumine ne soit pas en assez grande quantité pour offrir un véritable dépôt, mais n'est-il pas probable que, lorsqu'il y aura des fausses membranes, il y aura en même temps de l'albumine dans les urines, qu'on y découvrira par les procédés usités dans la maladie de Brigth? Un de ces produits suppose l'autre, et si l'un devait manquer, ne seraient-ce pas les fausses membranes, qui ne sont probablement que des couches d'albumine solidifiée, qui sont déjà un degré plus avancé du travail morbide, un rudiment d'organisation? Cette sécrétion est-elle un effet nécessaire de l'action des cantharides sur la vessie? Je l'ignore; mais si elles étaient absorbées en petite quantité, tout ne pourrait-il point se borner à une simple irritation? Je dois dire cependant qu'avant la première observation, qui fut faite sur moi-même, je n'avais pas encore vu cette espèce de cystite, et que depuis lors je n'en ai pas rencontré un seul cas, si léger qu'il fût, sans fausses membranes.

Quant à l'état de la vessie, il ne m'a point encore été donné de l'examiner moi-même; mais dans un cas observé par M. Vidal (de Cassis), et où les accidents vésicaux furent loin de paraître étrangers à la mort, la surface interne de la vessie était « rouge et boursouflée, comme la conjonctive dans l'ophthalmie blen-

norrhagique, »'c'est-à-dire comme la surface du derme
sous un vésicatoire qu'on vient de lever. On n'aperçut
point de fausses membranes, mais le sujet était une
femme, et le fait n'avait point encore été signalé.

Symptômes. — Au bout d'un espace de temps qui
varie de quatre à huit heures, l'action du vésicatoire
sur la vessie s'annonce, quand elle est peu intense,
par des envies fréquentes d'uriner et par une douleur
modérée au méat immédiatement après l'émission de
la dernière goutte d'urine, enfin par l'expulsion,
souvent inaperçue, de petites boulettes pseudo-mem-
braneuses, molles, d'un aspect muqueux, rose–gri-
sâtres sur leurs deux faces semblables ou peu distinc-
tes; point de fièvre, rien qui soit capable d'inspirer
une inquiétude sérieuse au malade ou même d'attirer
son attention.

Quand l'accident atteint son plus haut degré de vio-
ence, épreintes au périnée, douleur vive au méat, envies presque continuelles de rendre l'urine, qui ne sort
qu'en petite quantité à des intervalles très rapprochés,
et suivis d'un instant de calme, comme si la douleur
du gland, résultant uniquement de la présence de ce
liquide dans la vessie, disparaissait et se renouvelait
avec lui, commençant à mesure qu'il arrive par les
uretères et cessant dès qu'il s'en va par l'urèthre; fausses membranes rejetées inaperçues, pissées, qu'on
me passe le mot, en quelque sorte comme l'urine, ou
expulsées avec la sensation d'un corps étranger qui
distend le canal où elles peuvent même, à cause de
leur volume, rester engagées et ne présenter au dehors
que l'extrémité d'un long rouleau; urine contenant
de l'albumine qui s'y dépose par le refroidissement ou
se précipite par la chaleur, etc.; de la fièvre, de l'agitation, tels sont, dans les cas graves, les principaux
symptômes d'une lésion dont, après quelques heures
(de trois à onze), il ne reste plus de trace.

Nous ne reviendrons point sur les caractères des

fausses membranes, qui ont été signalés précédemment; mais la douleur en offre qui sont trop curieux pour ne pas nous arrêter un moment. Bien qu'il en soit ainsi dans les calculs du réservoir urinaire, il est déjà remarquable que son siége soit au gland, quand l'altération qui la produit est à la vessie; c'est tellement net, qu'au plus fort de la crise le viscère n'est pas même sensible à la pression de l'hypogastre. Nous venons de parler du lieu où elle se fait sentir; il y a à cet égard trois variétés qui reposent sur l'instant où elle se manifeste : tantôt, et elle est alors moins marquée, c'est pendant l'émission de la dernière goutte d'urine ou immédiatement après; tantôt très vive, pendant cette excrétion, et surtout à la fin elle donne la sensation brûlante d'un globule de plomb fondu qui parcourt l'urèthre; enfin, et c'est peut-être le mode le mieux observé et à coup sûr le plus physiologique, ce qui veut dire qu'il sera sans doute le plus général, la douleur n'existe que dans les intervalles des évacuations urinaires, comme si elle était uniquement due au contact de l'urine et des cantharides sur la vessie.

Diagnostic. — Le diagnostic est d'une extrême facilité. Il suffit de savoir que la maladie est possible pour qu'elle ne puisse pas échapper. Avec quoi la confondre, en effet? Avec l'hématurie, comme je l'ai vu faire? Si cette méprise se concevait quand la cystite cantharidienne était inconnue, il n'en est plus de même aujourd'hui. Les deux affections n'ont entre elles qu'une ombre de ressemblance : elles n'ont de commun que l'expulsion d'un corps étranger par l'urèthre. Mais, outre qu'il serait singulier qu'une hématurie que rien n'annonçait commençât avec l'application d'un vésicatoire, outre qu'elle ne s'accompagne que d'un ténesme et d'efforts d'excrétion à peine marqués, au lieu de la douleur si caractéristique de la cystite cantharidienne et de l'évacuation des produits de sécrétion de la vessie enflammée, le caillot sanguin qui se moule à la filière de l'urèthre n'a qu'une analogie grossière avec les rouleaux de fausses membranes ; il est mou, sans résistance, rougeâtre, teint de sang, et ce liquide, qui colore les urines s'y précipite, en grains ou en grumeaux ; il n'y a pas sensiblement d'albumine dans l'urine. Enfin, que l'hématurie soit idiopathique ou symptômatique, elle n'a pas cette durée éphémère de la cystite cantharidienne, elle dure plus longtemps et revient plus souvent, etc. Tout est différence, mais la meilleure est celle qui résulte des fausses membranes.

Pronostic. — Bien qu'en général la cystite cantharidienne soit très légère, est-il sûr que, chez un sujet nerveux ou affaibli, elle soit tout-à-fait sans danger, surtout si le vésicatoire cutané est large ? On sait qu'alors ce topique suffit quelquefois pour allumer une fièvre assez forte, que celui de la vessie ferait plus que doubler ; ces deux surfaces traumatiques, l'une sur le tégument externe, l'autre sur le tégument interne, si elles peuvent provoquer une révulsion favorable, n'est-il point à craindre que, joignant leur influence à celle de la maladie préexistante, elles causent ainsi un ébranlement fâcheux ? J'avoue que, dans le dernier cas que j'ai observé, je n'ai pas pu me défendre entièrement de cette inquiétude. Il y a eu plus que des appréhensions à cet égard ; la femme dont j'ai cité plus haut l'autopsie paraît avoir succombé à la cystite cantharidienne.

Traitement. — Le traitement prophylactique, qui consiste à éloigner la cause, n'est pas aussi facile qu'il le paraît au premier abord. Personne ne pensera à proscrire les vésicatoires, ils rendent trop de services à la médecine ; et, dès lors, quelle substance remplacera les cantharides ? trouvera-t-on une de leurs préparations capable d'attaquer la peau en respectant la vessie ? En général, cette poudre a juste le degré d'énergie suffisant ; l'action n'en est ni trop prompte ni trop lente. Jusqu'ici nous ne voyons pas ce qu'on pourrait y substituer sans désavantage.

Quant à la vertu préservatrice du camphre, il serait malaisé d'y croire après les faits que nous avons rapportés, puisque, dans presque tous, les vésicatoires étaient camphrés, et qu'un malade dont la vessie n'avait rien ressenti d'un vésicatoire non camphré a rendu une autre fois des fausses membranes sous l'influence de ce topique muni du prétendu préservatif. — Le traitement prophylactique laisse donc à regretter une substance qui remplace les cantharides ou une autre qui neutralise leur action sur la vessie.

Une précaution qui tient le milieu entre le traitement prophylactique et le traitement curatif et qui appartient plutôt au premier, c'est la levée de l'emplâtre dès le début des accidents, pour en prévenir ainsi l'accroissement avec celui de l'absorption. — Un autre moyen mixte encore, serait, non plus d'empêcher les cantharides de s'acheminer vers la vessie en pénétrant dans le sang, mais d'en amortir l'action sur le réservoir urinaire en les suspendant dans une grande quantité d'eau. Deux procédés répondent à cette indication : l'un, le plus simple, le plus applicable, en un mot le meilleur selon nous, ce sont les boissons diurétiques prises en abondance. Chez notre dernier malade, la seule fois que nous y avons eu recours, elles ont paru amener un amendement marqué. L'autre procédé ne pourrait être mis en usage qu'au commencement, quand l'urèthre et la vessie sont encore peu irrités : ce seraient des irrigations émollientes presque froides avec une sonde élastique à double courant. La vessie ainsi lavée à grande eau resterait-elle inattaquable aux cantharides entraînées par le courant ? Peut-être la présence de l'instrument augmenterait-elle le ténesme et la douleur. L'idée de ces injections s'offre naturellement à l'esprit ; elles auraient des avan-

tages et des inconvénients; je ne juge point la question
de leur valeur, je la pose.

Un cataplasme émollient sur l'hypogastre et une
potion calmante s'il y a des phénomènes nerveux, tel
est le complément des moyens précédents.

Une chose remarquable, c'est que cette lésion peut
être le remède par excellence d'une autre affection
plus grave de la vessie. Puisque les cantharides, en
touchant la face interne de ce viscère, l'irritent et en
déterminent la contraction, ne s'adressent-elles pas
directement à sa paralysie? Par quelle voie les faire
arriver dans la cavité de cet organe? La meilleure, selon nous, est celle de l'absorption par un vésicatoire
cutané. Si l'on échouait de ce côté, ce qui arriverait
sans doute le plus souvent, je n'hésiterais pas à injecter
directement dans la vessie la poudre épispastique sus-
pendue dans de l'urine que le malade vieudrait de
rendre. Je choisirais ce véhicule parce qu'il n'y a point
de liquide moins inoffensif pour une surface que celui
qu'elle sécrète ou qui la baigne. La vésicule du fiel qui
contient le liquide le plus irritant, s'enflammerait
peut-être au contact de l'eau tiède; l'eau la plus pure
occasione de la douleur à l'œil, pour qui les larmes
sont bienfaisantes malgré les sels qu'elles renferment;
enfin, pour ne pas sortir de notre sujet, la vessie, qui se
remplit sans souffrir de l'urine la plus concentrée, ne
supporte pas sans un certain malaise le liquide le plus
émollient. Il est vrai que contre la paralysie la qualité
irritante du véhicule ne saurait guère être nuisible;
mais nous préférons reproduire aussi exactement que
possible les conditions qui provoquent les contractions
de la vessie sous l'influence d'un vésicatoire.

Nous venons d'apprendre que M. Gerdy a consigné
en ces termes un fait semblable à ceux que nous avons
rapportés : « J'ai vu un vésicatoire de deux pouces
carrés sur la poitrine d'une jeune fille de vingt ans,
causer une violente irritation de la vessie, et au bout

de dix heures environ elle a rendu par les urines des flocons de fausses membranes. » (Gerdy, *Traité des bandages*, t. II, p. 183.) C'est le seul cas encore observé chez une femme. Le volume de M. Gerdy a été publié en 1839 ; ma première observation est de 1837 ; M. Gerdy ne se souvient point exactement dans quelle année il recueillit la sienne, qui probablement est de la même époque. Nous serions trop heureux que le savant professeur voulût bien attacher aussi son nom à notre petite découverte.

FIN.

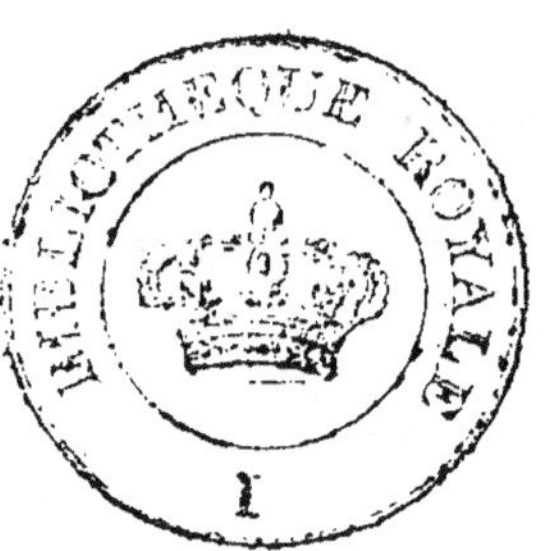

Paris.—Imprimerie de COSSON, rue du Four-Saint-Germain, 47.